AF462378

EXTRAIT

DE

L'ENCYCLOPÉDIE FRANÇAISE D'OPHTALMOLOGIE

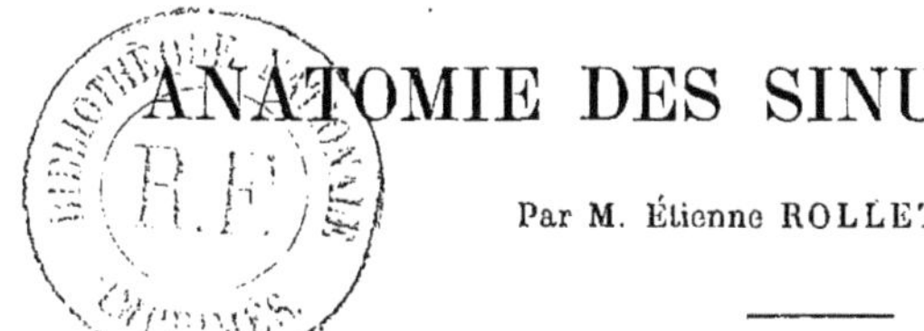

ANATOMIE DES SINUS DE LA FACE

Par M. Étienne ROLLET (de Lyon).

La description des sinus de la face est pleine d'intérêt pour l'ophtalmologiste. L'état anatomique de ces cavités, bien étudié seulement de nos jours, permet de se rendre compte du point de départ de certaines affections orbito-oculaires et de les traiter avec succès. Ces sinus, au nombre de quatre, peuvent être dits périorbitaires : le sinus frontal est placé à l'angle supéro-interne de l'orbite et peut en constituer le plafond; le sinus maxillaire est au-dessous du plancher de l'orbite et occupe son angle inféro-interne; les cellules ethmoïdales et le sinus sphénoïdal répondent à la région interne et postérieure de la cavité orbitaire.

CHAPITRE PREMIER

SINUS FRONTAUX

Caractères généraux. — Au nombre de deux, les sinus frontaux, organes pairs et théoriquement symétriques, sont situés de chaque côté de la ligne médiane, dans l'épaisseur du frontal, à l'angle que forment en s'unissant les faces inférieure et antérieure de cet os, derrière la bosse nasale et l'arcade sourcilière. Les dimensions de ces cavités sont extrêmement variables; elles augmentent en général avec l'âge du sujet, jusqu'à une certaine limite. La capacité moyenne chez l'homme paraît être de 3 à 5 centimètres cubes pour les deux sinus ; chez la femme elle est de beaucoup plus faible.

Leur *forme* est celle d'une pyramide triangulaire dont la base dirigée transversalement la sépare de la cavité cranienne. La face antérieure n'est autre que la lame externe du frontal ; la face inférieure est constituée par la partie antérieure et interne du plafond de l'orbite ; la face interne est une cloison qui le sépare de son homologue ; la face postérieure, plane ou légèrement convexe, est assez peu résistante en général pour isoler du crâne la cavité sinusienne et rendre relativement peu rares les complications cérébrales directes des empyèmes.

La *paroi antérieure*, légèrement concave, est incurvée suivant la saillie plus ou moins marquée des formes extérieures de l'os. Il est bon, cependant, de remarquer que les dimensions probables du sinus ne doivent pas être affirmées d'après l'aspect du frontal, car l'épaisseur de l'os est très irrégulière

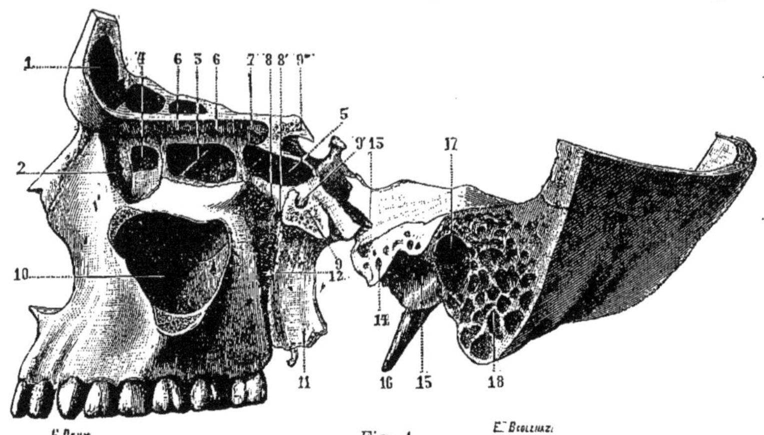

Fig. 1.

Coupe verticale et antéro-postérieure des sinus (Testut).

1, Sinus frontal. — 2, Canal lacrymal. — 3, Cellules ethmoïdales (l'os planum a été enlevé en partie). — 4, Infundibulum, vu à travers une fenêtre pratiquée dans l'unguis. — 5, Sinus sphénoïdal. — 6, Trous orbitaires internes. — 7, Trou optique. — 10, Sinus maxillaire.

et donne parfois lieu à des surprises. Il peut y avoir entre la surface et la cavité une épaisseur assez grande de tissu spongieux.

La *paroi inférieure* est convexe en dehors; mais, vers le sommet de la pyramide, elle s'incline et se creuse en un entonnoir qui aboutit au canal, faisant communiquer ce sinus avec la fosse nasale correspondante ; elle est souvent peu résistante dans sa portion interne.

La *paroi interne* ou *cloison*, a une disposition telle que les deux sinus ne sont presque jamais symétriques. Elle est peu épaisse, n'occupe à peu près jamais la ligne médiane et se contourne souvent, formant des convexités parfois très saillantes dans l'un des sinus dont elle diminue ainsi considérablement la capacité. Il peut même arriver qu'elle soit complètement déviée d'un côté. Dans ces cas, elle devient presque horizontale, ayant tourné autour de son bord inférieur comme une porte sur ses gonds. Cette disposition, bien mise en relief par Tilley, présente quelque intérêt parce que le sinus rendu ainsi très vaste et fort déjeté latéralement, peut être pénétré par le cathéter introduit du côté étroit, si l'opérateur poussant un peu sa sonde traverse la cloison qui se trouve au-devant du bec de l'instrument. Quoi qu'on ait pu dire, la cloison existe ; dans tous les cas elle paraît être toujours complète et ses déhiscences semblent être des défauts de préparation. (*Thèse* de notre élève Delon.)

Les *dimensions* des sinus sont importantes à savoir, car c'est de leur connaissance que résultent les données chirurgicales de la trépanation. Elles sont d'une extrême variabilité, car le sinus peut se prolonger à peu près dans toutes les directions. C'est ainsi que sa hauteur dans le sens vertical peut devenir considérable, la cavité dédoublant très haut les deux lames du frontal et pouvant même empiéter sur les pariétaux (Ruysch). Pour la même cause, l'étendue transversale peut varier dans d'énormes limites. En dedans et en avant il peut s'avancer très loin, et au lieu de s'arrêter comme il le fait d'habitude à la base de l'apophyse orbitaire interne du frontal, il peut la dédoubler et même se prolonger dans les os propres du nez. De même ses dimensions antéro-postérieures s'accroissent parfois beaucoup, car le point d'implantation inférieure de leur face cranienne peut être reculé loin en arrière et la face orbitaire acquérir ainsi un grand développement. En dehors de ces variations, on peut dire que, sur des sujets moyens, les dimensions verticales du sinus sont de 20 à 25 millimètres, qu'il s'étend transversalement jusqu'à 3 centimètres de la ligne médiane et que, d'avant en arrière, dans le point le plus large, on peut trouver de 15 à 40 millimètres sur des sujets dont le sinus paraît de volume à peu près normal. C'est donc cette dimension qui est le plus sujette à variation.

Il faut bien considérer du reste que ces mesures n'ont qu'une valeur tout à fait relative, car la cavité est loin de se prêter à des mensurations précises. Elle présente presque toujours des reliefs et des cloisons incomplètes qui en rendent la forme tout à fait irrégulière. Ces lames osseuses sont surtout fréquentes à la partie supérieure de la cavité, au bord où s'unissent les parois antérieure et postérieure. Elles créent là de petits prolongements qui n'ont du reste pas d'importance chirurgicale. Exceptionnellement on constate un ou deux sinus supplémentaires; les uns antérieurs, les autres postérieurs, chacun d'eux avec canal d'excrétion (Anger, Suarez de Mendoza).

Le *canal* qui fait communiquer le sinus avec les fosses nasales, *canal frontal, fronto-nasal, fronto-ethmoïdal*, est plus ou moins cylindrique, quelquefois double (Poirier); il peut affecter dans certains cas, peu favorables dès lors au cathétérisme, la forme d'une fente allongée d'arrière en avant.

Son calibre, assez variable, est perméable à une sonde variant du 5 au 10 de la filière Charrière. Sa longueur est de 10 à 15 millimètres. Il se dirige de haut en bas, de dedans en dehors et d'avant en arrière, de sorte qu'une sonde droite et un peu souple qui le cathétérise de haut en bas, se dirige vers le pharynx et non vers l'orifice des narines. Le canal nasal qui suit une direction à peu près semblable, est situé en dehors et en avant. L'orifice inférieur de ce canal sera étudié dans le chapitre relatif aux cellules ethmoïdales. Il s'ouvre à la partie supérieure et antérieure de la gouttière de l'infundibulum, et contracte avec les cellules ethmoïdales antérieures des rapports qui seront longuement exposés.

Son orifice sinusien s'ouvre sous forme d'entonnoir situé contre la cloison médiane. Il se trouve en général au point le plus déclive et très près de la ligne médiane, la déclivité de l'entonnoir se continue directement avec la paroi plane de la cloison, il est situé à la partie postérieure du sinus, au voisinage de la paroi cranienne plutôt qu'en avant. Il peut être utile, pour le cathétériser par le sinus trépané, de savoir qu'il est environ à 3 centimètres de la peau. On le voit du reste facilement, en général, après la trépanation; les déviations si marquées parfois de la cloison font que son siège peut sembler peu fixe. En réalité, il ne change pas beaucoup de place.

Rapports. — Les énormes variations de volume que subit le sinus rendent très difficile à préciser la description de ses rapports. On doit se contenter d'une schématisation un peu vague et songer surtout à déterminer les points qui peuvent servir de repère à l'opérateur.

La paroi antérieure, ou frontale, est recouverte par la peau, les muscles sourcilier, orbiculaire et pyramidal. On y trouve des branches nerveuses venant du nasal externe et du sus-orbitaire, des ramifications des vaisseaux frontaux et nasaux. On admet généralement que la portion de cette région, qui correspond constamment au sinus, dessine un quadrilatère, dont la ligne médiane du corps constitue le côté interne; son côté inférieur est la suture fronto-nasale, son côté externe le bord orbitaire jusqu'à l'échancrure sus-orbitaire, son bord supérieur une ligne partant de cette échancrure et gagnant horizontalement la ligne médiane. En appliquant le trépan dans ce quadrilatère et particulièrement au niveau de son angle supéro-interne, on est sûr de pénétrer dans le sinus. De plus on ne risque pas d'ouvrir le sinus de l'autre côté; car à ce niveau, la cloison est toujours sur la ligne médiane, et ce n'est ordinairement que plus haut qu'elle se déjette latéralement.

La paroi inférieure, ou orbito-nasale, répond à la partie interne du plafond de l'orbite et à l'angle supéro-interne de cette cavité. En dedans elle repose sur la masse latérale de l'ethmoïde, et sur la face supérieure de ce massif osseux.

C'est avec les organes contenus à la partie supérieure de l'orbite, entre l'échancrure sus-orbitaire et la paroi interne, que s'effectuent les rapports les plus variés. On trouve là, séparés de l'os par le périoste orbitaire, le nerf sus-orbitaire, souvent apparent dans un conduit que forme une mince lamelle, quelquefois même logé dans l'épaisseur d'un petit relief que présente à ce niveau la paroi inférieure ; un peu plus loin la branche externe du nasal, les artères frontale et nasale, les muscles releveur, droit supérieur et grand oblique, le tissu cellulaire de l'orbite et enfin le globe oculaire.

La portion la plus interne du sinus contracte, comme nous le verrons plus loin, des rapports immédiats avec les cellules ethmoïdales antérieures. Ce fait anatomique explique la fréquence de la coexistence des suppurations de ces deux organes, c'est-à-dire l'existence de fronto-ethmoïdites.

La paroi postérieure ou cranienne offre le rapport pathologique le plus important; elle répond en effet à la cavité cranienne, la pointe du lobe orbitaire du cerveau vient s'y appuyer et l'intimité de ce rapport rend compte de la fréquence des inflammations méningiennes au cours des sinusites frontales.

Muqueuse de revêtement. — La cavité des sinus frontaux est tapissée par une muqueuse mince, lisse, rosée, peu adhérente à l'os ; elle se continue avec la muqueuse pituitaire dont elle diffère puisque cette dernière est épaisse, plissée, rouge, adhérente à l'os. Avec une pince on peut la soulever et la détacher en entier. Appliquée immédiatement sur l'os elle joue le double rôle de muqueuse et de périoste ; elle peut s'ossifier. Sa transparence est si marquée que le sinus semble tout d'abord constitué par une paroi osseuse complètement à nu.

On peut au microscope (Inzani) reconnaître à cette muqueuse trois couches : fibro-périostique, conjonctive, dermo-épithéliale. Elle présente des glandes simples à mucus et un épithélium à cils vibratiles.

Les nerfs sont nombreux dans la muqueuse. Sous l'épithélium on reconnaît un réseau de fibres anastomosées provenant d'un filet ethmoïdal du nerf nasal. La muqueuse présente une sensibilité générale assez vive qui peut être mise en jeu par le contact direct ou l'accumulation d'un liquide dans la cavité.

Les vaisseaux sanguins forment deux réseaux, l'un profond dans la couche fibreuse, l'autre superficiel dans la couche dermique. Les artères proviennent de la sphéno-palatine et de l'ethmoïdale antérieure. Les veines vont, soit directement, soit par l'intermédiaire des veines ethmoïdales, dans la veine ophtalmique à travers la paroi orbitaire. D'autres veines se rendent dans le sinus longitudinal supérieur, la veine du trou borgne, les veines sphénopalatines et la veine préparate.

Les lymphatiques ont été injectés par Poirier. Le réseau qu'ils forment est à larges mailles et communique avec les lymphatiques des fosses nasales. Comme les réseaux lymphatiques de la pituitaire ils paraissent être en relation avec les espaces sous-arachnoïdiens du cerveau par l'intermédiaire des canaux qui traversent les parois osseuses (Sieur et Jacob).

Développement. — Les sinus frontaux manquent au moment de la naissance; ils commencent à apparaître vers l'âge de deux ans et se développent peu à peu jusqu'à l'âge adulte. Les recherches de Steiner, Killian, Hartmann, semblent prouver que ces sinus sont des cellules ethmoïdales antérieures insinuées entre les deux tables du frontal.

CHAPITRE II

SINUS MAXILLAIRES

Caractères généraux. — L'os maxillaire supérieur est creusé d'une vaste cavité et la muqueuse qui la tapisse se continue, par un orifice ouvert dans la paroi externe des fosses nasales, avec la muqueuse du méat moyen. Cette cavité est le sinus maxillaire ou *antre d'Higmore*, situé, comme l'os qui le forme, entre les fosses nasales, les parties molles de la face, au-dessus de la bouche, au-dessous de l'orbite. On le compare classiquement à une pyramide triangulaire dont la base est interne et répond à la paroi externe des fosses nasales, et dont le sommet se trouve en dehors et en haut et répond à la tubérosité malaire. De ses trois parois, l'une le sépare de l'orbite, paroi supérieure ; l'autre répond à la face externe de l'os ; la troisième à sa partie postérieure, elle est sans intérêt pour nous. De la rencontre de ces parois résultent les bords du sinus. Ces bords sont peu nets, mousses, en forme de rigoles, très larges, qu'interrompent fréquemment des cloisons incomplètes.

Il est difficile d'apprécier la capacité moyenne du sinus maxillaire. En effet, il est peu d'organes sujets à d'aussi grandes variétés. Non seulement il a un volume plus grand chez l'homme que chez la femme, dans l'âge avancé que dans l'adolescence, mais encore il offre, dans des conditions en apparence analogues, des prolongements parfois considérables qui modifient singulièrement sa capacité et la font varier beaucoup d'un côté à l'autre sur le même sujet.

La *paroi interne*, ou base du sinus, est concave, et sa résistance est très variable suivant le point considéré. Robuste sur son bord antérieur, vers l'orifice antérieur des fosses nasales, elle renferme là d'épaisses couches compactes entourant une petite masse de tissu spongieux ; elle s'amincit à mesure qu'on se porte en arrière dans la région des méats inférieur et moyen où elle se laisse facilement attaquer par le perforateur. A la partie supérieure de cette région l'os fait même défaut, comme on le sait. C'est là en effet qu'existe l'énorme orifice arrondi qui, sur le squelette, établit entre la cavité et la fosse nasale une si large communication. L'apophyse verticale du palatin et l'unguis s'appliquent sur ce trou dont ils diminuent les dimensions ; l'apophyse unciforme de l'ethmoïde et le cornet inférieur jouent le même rôle et, s'unissant au-dessus de l'orifice, le divisent en trois parties : un orifice postérieur en arrière de l'apophyse unciforme, un supérieur au-dessus de cette apophyse, un antérieur en avant d'elle. Sur le sujet revêtu de sa muqueuse le premier et le dernier de ces orifices sont comblés, le second qui correspond à la voie de communication est seul ouvert, bien qu'il soit le plus petit des trois.

Plus loin, en arrière, la paroi s'épaissit un peu, mais elle reste assez mince, surtout à la partie moyenne. Au niveau du bord postérieur elle est si fragile qu'elle se brise et reste fréquemment dans le fond de la plaie quand on pratique la résection du maxillaire supérieur. Cette paroi interne, la plus importante en quelque sorte puisqu'elle porte l'orifice émissaire qui sera étudié à part, n'offre guère qu'une saillie remarquable, celle que fait, en haut et en avant, le canal nasal. Elle se montre sous la forme d'un relief arrondi, marqué surtout en haut, puis descend en s'atténuant, d'avant en arrière et de haut en bas, pour se perdre un peu au-dessus et en avant de la partie moyenne de la face interne.

La *paroi antérieure ou faciale* est la seule qui soit accessible à l'examen extérieur et au toucher. Elle est souvent rendue convexe sur une grande partie de son étendue par la saillie qui correspond à la fossette canine marquée sur la face externe de l'os. Cette fossette a des dimensions extrêmement variables, tant en hauteur qu'en largeur et en profondeur. Suivant la saillie plus ou moins considérable qui lui correspondra dans la cavité du sinus, les dimensions de ce dernier pourront être sensiblement modifiées. ZUCKERKANDL fait remarquer combien les proportions de cette cavité retentissent sur l'esthétique de la face.

Cette fosse est importante au point de vue opératoire, car elle constitue l'une des voies que l'on peut choisir pour pratiquer l'ouverture du sinus. Le perforateur peut profiter des rapports de cette fosse avec le sillon labio-gingival supérieur pour défoncer à ce niveau la paroi osseuse qui présente là son minimum d'épaisseur. Cette épaisseur est de 2 millimètres environ. Elle croît à mesure qu'on s'éloigne de la fosse, soit qu'on descende vers le bord alvéolaire, soit qu'on monte vers le rebord orbitaire qui, nous le verrons plus loin, est très épais et résistant, soit enfin qu'on se dirige vers l'insertion du malaire où l'épaisseur devient encore plus considérable.

La paroi antérieure est parcourue par dès canalicules osseux logeant, les uns, les nerfs dentaires antérieurs, les autres, des vaisseaux. PARINAUD a montré que l'un de ces conduits aboutit en général à l'alvéole de la canine et vient s'ouvrir en avant du canal lacrymal, au niveau de l'angle inféro-interne de l'orbite. C'est par cette voie intra-osseuse que peuvent se propager jusqu'au grand angle de l'œil des suppurations à point de départ alvéolaire.

Pour l'ophtalmologiste, la *paroi supérieure* est celle qui offre le plus d'intérêt, car c'est elle qui présente les rapports orbitaires du sinus et crée les relations qu'affecte avec les affections orbitaires la pathologie du sinus. La paroi supérieure est constituée par la face supérieure de la tubérosité du maxillaire et forme le plancher de l'orbite. Elle est à peu près plane et se dirige un peu obliquement d'avant en arrière et de bas en haut. En avant, cette lame osseuse qui constitue le bord inférieur de l'orbite est très résistante et offre un peu de tissu spongieux qui se continue, depuis la naissance de l'apophyse montante du maxillaire, jusqu'à la suture avec le malaire. Sur toute cette longueur, le bord formé par l'union des parois externe et supérieure du sinus est à 1 centimètre environ du bord orbitaire; c'est dans cette masse osseuse que l'on creuse la petite tranchée destinée à faire échapper le nerf sous-orbitaire quand on veut le conserver dans la résection du maxillaire supérieur. Plus en arrière, la lame osseuse orbito-sinusienne s'amincit parce que la voûte du sinus s'élève et parce que d'autre part le plancher de l'orbite s'excave. Elle devient très mince à la partie postérieure surtout, sur les côtés de la gouttière sous-orbitaire. Il est fréquent de voir en ce point sur les maxillaires secs, de petites déhiscences qui ne sont du reste que des défauts de préparations causés par la macération prolongée de l'os.

La *gouttière* et le *canal osseux sous-orbitaire* constituent le détail anatomique le plus intéressant de cette face supérieure. Quand le sinus est petit la gouttière n'y apparaît pas et le canal lui-même n'offre pas un relief appréciable, la paroi supérieure est plane. Dès que la cavité est un peu considérable au contraire, on voit la portion antérieure de ce canal apparaître comme une sorte de poutre. La saillie aurait sur une coupe vertico-transversale l'aspect d'un triangle à sommet inférieur très arrondi et à base supérieure large. De ce relief partent fréquemment comme les barbes d'une plume, des bourrelets plus petits qui vont aux autres parois de l'antre, bourrelets dont la muqueuse exagère encore les saillies. Quand ces bourrelets, qui contiennent, dans de petits canaux, des rameaux du sous-orbitaire, n'existent pas et que le canal sous-orbitaire est un peu marqué, il crée deux dépressions s'étendant l'une entre lui et la paroi interne du sinus, l'autre entre lui et la région zygomatique. La paroi devient ainsi en quelque sorte un plafond à deux coupoles. Dans le cas où les reliefs secondaires sont plus nombreux, les coupoles se multiplient. A un degré plus avancé elles donnent lieu de véritables loges dont l'étude sera plus logiquement placée à côté de celle des prolongements. Il faut noter que la partie interne de cette face supérieure ne répond pas à l'orbite, mais reçoit la face inférieure de la masse latérale ethmoïdale correspondante.

Les différentes faces du sinus, en s'insérant les unes aux autres, constituent à leur point d'union des *bords*, en général mousses et arrondis plutôt qu'angulaires. Le plus important est celui qui se trouve en bas, dans la région alvéolaire où viennent s'unir les faces postérieure et antérieure. C'est, de tous, celui qui présente le moins la forme d'un dièdre. Il a tout à fait celle d'une gouttière assez large et très arrondie dans laquelle apparaissent des saillies et des dépressions.

Ce bord atteint dans la portion alvéolaire du maxillaire un niveau très inconstant. De là découlent deux conséquences : la cavité s'approche plus ou moins de l'extrémité supérieure des alvéoles et contracte avec les dents des rapports plus ou moins immédiats, et d'autre part la partie la plus déclive du sinus se trouve au-dessus ou au-dessous du plan passant par le plancher des fosses nasales.

Ce dernier point n'a pas d'importance pathologique, mais on a voulu en faire un caractère sexuel et Reschreiter a dit que le sinus de l'homme diffère de celui de la femme en ce que, outre plusieurs autres dissemblances, il descend au-dessous du plan du plancher nasal, alors que celui de la femme ne l'atteint pas. C'est là peut-être en effet la disposition ordinaire, mais il n'est pas rare de rencontrer le type opposé.

Les rapports avec les alvéoles méritent une plus grande attention, car leur importance est considérable. Il existe entre le point déclive du sinus et le fond des alvéoles une masse de tissu spongieux qui prend parfois un développement considérable, de sorte qu'elle repousse en haut le sinus qui se trouve réduit à des dimensions verticales parfois très minimes. On dit que le sinus commence à être anormal quand il est séparé du niveau du plancher nasal par une distance qui dépasse 6 millimètres. Dans ce cas, les alvéoles sont séparées de l'antre par une épaisseur parfois considérable de tissu spongieux, les infections dentaires ne risqueront guère de se propager au sinus, l'ablation d'une dent n'ouvrira pas cette cavité et le perforateur devra agir profondément s'il veut pénétrer par la voie de l'alvéole. Si l'on examine l'antre après avoir fait sauter l'une de ses parois, on voit que sa portion déclive est régulière et ne présente aucune trace de relief alvéolaire.

Dans d'autres cas au contraire, le sinus s'étend profondément dans la masse de tissu spongieux. Il peut descendre jusqu'à 15 millimètres au-dessous du plancher nasal. La lame compacte qui forme la paroi de l'alvéole participe alors directement à la formation de la paroi sinusienne. On voit alors dans le sinus de petites saillies mamelonnées qui sont formées par les alvéoles.

Ces saillies interrompent la régularité de la portion déclive du sinus et la rendent irrégulière. Comme les dimensions transversales du sinus ont augmenté en même temps que les dimensions verticales, il arrive que la partie profonde de l'antre est très largement arrondie et présente à sa partie externe les reliefs alvéolaires. C'est dans ce cas qu'une infection dentaire peut facilement se propager au sinus, que l'extraction d'une dent ouvre cette cavité et que l'instrument qui veut faire la paracentèse en défonçant l'alvéole n'a aucune peine à l'effectuer. Il importe de préciser, pour la thérapeutique, les alvéoles qui viennent ainsi contracter avec l'antre des rapports immédiats. Les incisives sont toujours situées sur un plan vertical passant en avant du sinus. Le trait de scie vertico-transversal qui détacherait ces dents n'ouvrirait pas la cavité. Au contraire, les molaires sont au-dessous du sinus et leurs alvéoles peuvent servir plus utilement de voie de pénétration. Il est difficile de fixer les règles à ce rapport ; on peut dire, cependant, que les sinus grands et moyens atteignent la première molaire et même parfois la canine et que les sinus petits arrivent jusqu'au voisinage de la deuxième. Dans les sinus anormaux de dimensions réduites, les molaires postérieures seules peuvent avoir un rapport, mais il n'y a guère à tenir compte de ces variations extrêmes.

Prolongements. — La forme du sinus maxillaire peut encore varier par suite de l'existence de prolongements qui s'enfoncent dans les masses osseuses voisines et modifient profondément les cavités de la face. Zuckerkandl a fait de ces prolongements une étude très minutieuse. Il en distingue cinq :

1° Prolongements alvéolaire; 2° palatin ; 3° dans l'apophyse montante ; 4° dans le zygoma et 5° dans la partie orbitaire de l'os palatin.

Le prolongement alvéolaire est constitué par la portion de la cavité du sinus qui s'enfonce vers les alvéoles dans les cas où les dimensions de l'antre sont considérables. L'étude en a été faite plus haut.

Le prolongement palatin est une sorte d'exagération de cette disposition. Dans ce cas, la partie déclive du sinus, au lieu d'occuper seulement la région alvéolaire, se continue en dedans et dédouble les lames osseuses du palais. Ce prolongement offre la forme d'un angle dièdre dont le sommet se trouve très près parfois de la ligne médiane et dont les côtés, l'un supérieur nasal, l'autre inférieur buccal, ont parfois une grande minceur. On peut alors voir les suppurations de l'antre se manifester sous forme d'une tuméfaction buccale dont l'ouverture chirurgicale peut, avec succès, être faite à ce niveau. Ce prolongement peut se creuser dans la portion du maxillaire et même dans celle du palatin qui constituent la voûte osseuse du palais. Il peut arriver jusqu'à 5 millimètres de la ligne médiane. Dans le sens sagittal il est d'ordinaire peu large, ne présentant guère en dedans que quelques millimètres.

La fossette creusée dans l'apophyse montante se dirige en haut, quand elle existe, s'interposant entre l'orbite et les fosses nasales, en avant des cellules ethmoïdales antérieures. Elle s'ouvre dans le sinus, entre la paroi interne et le bourrelet du nerf sous-orbitaire. En arrière elle est souvent limitée à ce niveau par l'une des petites crêtes signalées plus haut, qui partent du canal et se dirigent vers la paroi interne du sinus; c'est dans ce prolongement que vient faire relief le canal nasal. Ce prolongement peut être divisé en logettes secondaires par des cloisons incomplètes. Il se manifeste parfois à l'extérieur par un relief osseux, à paroi mince et transparente, situé sur la face externe de l'os sous le bord de l'orbite, entre le trou sous-orbitaire en dehors et l'origine de la branche montante en dedans.

Le quatrième prolongement est creusé dans la région de la suture maxillo-malaire, quand le sommet de l'antre se prolonge anormalement dans cette direction. Ce prolongement est en général de moindre dimension que les précédents. Il est limité en dedans par le relief du canal sous-alvéolaire qui le sépare du précédent.

Le cinquième prolongement se constitue sous forme d'une cellule qui s'ouvre en arrière, dans l'angle formé par la réunion des trois parois interne, postérieure et supérieure. En cet endroit l'apophyse orbitaire du palatin vient s'appuyer sur le maxillaire. La lame osseuse maxillaire venant à disparaître il se forme à sa place un trou sur lequel repose, à la façon d'une coupole, la cellule ethmoïdale que contribue à former le palatin, et c'est ainsi que cette cellule devient un prolongement de l'antre.

La cavité du sinus est-elle toujours unique? Normalement, on peut dire que les cloisons osseuses qu'elle offre n'ont pas une saillie suffisante pour que les cavités qu'elles limitent méritent d'autres noms que ceux de logettes. Mais il existe dans la science quelques cas de duplicité du sinus. Il n'est pas bien sûr, du reste, qu'on doive rapporter ces cas à une duplicité du sinus et les auteurs croiraient plus volontiers que la cavité surajoutée a une autre origine. Dans ces cas en effet, les deux loges sont superposées. L'inférieure a dans le méat moyen l'ouverture normale du sinus, la supérieure au contraire s'ouvre dans le méat supérieur d'habitude, et semble n'être autre chose qu'une cellule ethmoïdale ayant pris un développement et un siège anormaux. Souvent en effet on voit une ou plusieurs cellules ethmoïdales faire dans la partie supérieure et interne du sinus une saillie assez marquée. L'exagération de cette disposition pour une cellule devenue énorme conduit à l'existence apparente de deux antres. Ce fait n'est du reste pas particulier au sinus maxillaire; Zuckerkandl et Mouret ont signalé de même l'existence d'une cellule ethmoïdale placée au-dessus du sinus sphénoïdal et simulant une duplicité de cette cavité pneumatique.

Os intercalaires. — Hyrlt a signalé dans la constitution de la paroi osseuse du sinus la présence de lamelles osseuses séparées que Zuckerkandl a retrouvées et qu'il appelle faux os intercalaires. Ce sont de petites masses plus ou moins régulières, dont la grosseur varie d'une tête d'épingle à une lentille ou même davantage. On les trouve sous la muqueuse, particulièrement au niveau de la suture maxillo-zygomatique, ou encore en arrière au point où la tubérosité maxillaire s'appuie sur le dos convexe de l'apophyse ptérygoïde. Ce ne sont pas là des productions pathologiques comparables à certaines aiguilles ou lamelles osseuses développées à la face profonde de la muqueuse quand celle-ci a subi une inflammation chronique. Il s'agit au contraire de productions osseuses assez analogues aux os wormiens du crâne et séparés des masses périphériques par un petit espace que comble une lame fibreuse suturale. Souvent ils forment une véritable déhiscence de la paroi du sinus dans laquelle leur ablation laisse un vide.

Orifices. — Si l'on regarde par le sinus l'orifice qui le met en communication avec les fosses nasales, on voit qu'il siège à la partie supérieure et antérieure de l'antre. On le trouve au-dessous du plancher de l'orbite, immédiatement en avant du relief formé par le canal nasal; il est sujet à de très grandes variations. La forme normale paraît être une fente elliptique à grand axe longitudinal, parfois il est arrondi, parfois encore en forme de croissant renflé ou étroit. Zuckerckandl en a mesuré un grand nombre et a trouvé que le plus petit qu'il ait vu était circulaire et d'un diamètre de 3 millimètres. Le plus long avait 19 millimètres de longueur et 5 de largeur. On trouve ordinairement de 7 à 10 millimètres de long et de 2 à 5 millimètres de large.

Cet orifice dont les dimensions paraissent suffisantes pour assurer l'écoulement des sécrétions formées dans l'antre, n'est pas toujours perméable. On doit remarquer d'abord que sa situation au point le plus élevé ne permet pas l'écoulement dans la station verticale. De plus la muqueuse est lâche à ce niveau, se boursoufle facilement, et les lèvres de l'orifice l'obstruent en s'accolant, ce qui ne permet plus l'écoulement des exsudats toujours très épais.

Un orifice inconstant est situé au centre même du méat moyen. Giraldès l'a rencontré 8 fois sur 100 et l'attribuait à un amincissement progressif de la paroi. Sieur et Jacob l'ont noté 1 fois sur 5 sujets.

Rapports. — Les rapports du sinus maxillaire sont ceux-mêmes de l'os dans lequel il est creusé. C'est dire qu'il répond en dehors aux parties molles de la joue, et par sa partie déclive, au sillon gingivo-labial qui permet de l'aborder chirurgicalement. Ce rapport a été diversement interprété, sans doute parce qu'il est variable. Il semble que le point le plus élevé de ce sillon soit à une hauteur très variable, et comme, on le sait, le point déclive du sinus l'est énormément, il résulte que tantôt le rapport existe entre les deux, tantôt le sinus est plus élevé que le sillon. En tout cas, il suffit, après incision de la muqueuse, de décoller un peu les parties molles pour être sûr de perforer la paroi sinusienne. Enfoncer directement au point élevé du sillon pourrait faire courir le risque de ne pas pénétrer dans la cavité.

La paroi postérieure répond à la cavité ptérygo-maxillaire et aux organes qu'elle contient : plexus veineux, artère maxillaire interne et ses branches profondes, nerf maxillaire supérieur et ses rameaux, ainsi que le ganglion sphéno-palatin qui lui est annexé. Ce rapport a, comme on le sait, une importance opératoire puisqu'on a proposé d'entrer dans le sinus par la paroi antérieure, puis de défoncer sa paroi postérieure pour aller atteindre, dans la fosse ptérygo-maxillaire, ainsi ouverte, le nerf et son ganglion.

La paroi interne répond aux fosses nasales. On a déjà vu le détail des rapports que contracte à cet endroit le sinus avec les méats et les cornets, et les différences de niveau qui peuvent exister entre le point déclive du sinus et le plancher des fosses nasales.

La paroi supérieure répond à l'orbite dans la plus grande partie de son étendue et aux organes qu'il contient. Dans cette paroi sont creusés le canal et la gouttière sous-orbitaires logeant le nerf et l'artère du même nom. On a vu déjà combien pouvait être grande la minceur de cette paroi, et les conséquences pathologiques de ce rapport seront développées dans le chapitre relatif aux complications orbitaires des sinusites. Rochet a profité de cette disposition anatomique pour détourner dans le sinus le cours des larmes dans l'obstruction des voies lacrymales. Il crée un orifice faisant communiquer l'antre avec la portion interne du cul-de-sac conjonctival inférieur, en perforant le plancher osseux de l'orbite. Les larmes tombent alors dans le sinus d'où elles s'écoulent ensuite dans la fosse nasale.

La partie interne de la paroi supérieure est en rapport sur une étendue variable, offrant la forme d'une longue bande antéro-postérieure, avec les cellules ethmoïdales. Entre les deux ordres de cavités règne une paroi généralement assez mince appartenant au maxillaire qui vient obturer en ce point les cellules situées à la partie inférieure des masses latérales de l'ethmoïde. Ce rapport explique la possibilité de la propagation aux cellules ethmoïdales des affections septiques, et aussi quelques perforations accidentelles du sinus au cours du curettage des ethmoïdites.

Muqueuse de revêtement. — La membrane qui revêt le sinus maxillaire est beaucoup plus mince que la muqueuse des fosses nasales dont elle représente un prolongement latéral. On y distingue plusieurs couches qui ne sont pas nettement séparées : la couche superficielle renferme un fin réseau fibrillaire avec cellules arrondies, elle est recouverte d'un épithélium à cils vibratiles ; la couche moyenne contient des glandes assez analogues aux glandes de Meibomius. La couche la plus profonde est dépourvue de glandes ; sa structure est dense, elle est immédiatement accolée à la paroi osseuse ; elle tient lieu de périoste, c'est la couche périostique de Zuckerkandl qui peut s'ossifier (Giraldès). On peut ordinairement le séparer facilement de la paroi du sinus. Il n'y a pas de tissu érectile dans la muqueuse du sinus.

Cette muqueuse reçoit des rameaux de la branche externe de l'artère sphéno-palatine, elle-même branche terminale de l'artère maxillaire interne ; elle est vascularisée encore par des ramifications de la sous-orbitaire, de l'angulaire, de la buccale, de la palatine supérieure et de l'alvéolaire.

Gurwitsch, Festal ont démontré que les veines du sinus maxillaire aboutissent en grande partie dans la veine ophtalmo-faciale, veine qui, venue de la pituitaire, passe par le trou sphéno-palatin, s'anastomose avec les veines intra-orbitaires et vient se terminer dans la veine faciale au-dessous de l'os malaire. Il existe une petite veine qui peut jouer un certain rôle dans les propagations des inflammations du sinus à l'orbite ; issue de l'antre, elle perfore la paroi inférieure de la cavité orbitaire pour se jeter dans la veine ophtalmique supérieure (Gaillard).

Les lymphatiques suivraient le trajet des nerfs (Axel Key). Ils semblent être en communication, les uns avec les lymphatiques de l'orbite, les autres avec ceux de la pituitaire qui, comme l'ont démontré Simon et Sappey, se rendent à des ganglions situés au-devant de l'axis et au niveau des grandes cornes de l'os hyoïde.

Quant aux nerfs, ils proviennent du trijumeau. La muqueuse du sinus maxillaire reçoit une branche du grand nerf palatin émané du ganglion de Meckel, elle contient également des filets venus des nerfs dentaires postérieurs. Dans le sinus se trouve un plexus nerveux formé par le trijumeau et le sympathique, il y a aussi anastomose entre les nerfs sphéno-palatin et nasal interne.

Développement. — Le sinus maxillaire existe à la naissance sous forme d'une petite dépression située en arrière du sillon lacrymal, au-dessus et en dedans de l'alvéole de la deuxième molaire ; peu à peu la fossette se creuse et prend la forme d'une amande. Vers l'âge de 10 ans le sinus maxillaire a acquis un grand développement, plus tard se produisent encore quelques modifications commandées par l'évolution dentaire.

CHAPITRE III

CELLULES ETHMOIDALES

Les masses latérales de l'ethmoïde sont constituées par son massif osseux dont le faible poids contraste vivement avec un volume assez considérable. C'est qu'il est loin d'être compact ; il est au contraire creusé d'une série de cavités à parois toujours très minces qui lui donnent à peu près la constitution d'un rayon de miel. Ces cavités portent le nom de cellules ethmoïdales. Leur étude a été longtemps assez négligée par les anatomistes classiques. Elles ne sont bien connues que depuis que leur pathologie a été mise en évidence. Parmi les mémoires écrits à ce sujet on doit citer d'abord le travail si original et si consciencieux de ZUCKERKANDL, puis en France la thèse de RANGLARET et plus récemment une publication de MOURET.

CARACTÈRES GÉNÉRAUX. — Le labyrinthe ethmoïdal n'est pas constitué par le seul os ethmoïde. Beaucoup de ses cavités dépassent en quelque sorte les limites de l'os et sont obstruées par les os voisins lorsque l'ethmoïde est en place. Le frontal, par exemple, sur la partie médiane de sa face inférieure, présente des dépressions en forme de demi-cellules qui viennent s'appuyer sur la face supérieure de l'ethmoïde et former les cavités qui apparaissent béantes sur un os isolé.

Le nombre des cavités ethmoïdales est très variable. Le plus ordinairement, il oscille entre 8 et 10, mais il peut s'abaisser à 4 ou 5 et s'élever jusqu'à 15. Leurs dimensions varient en sens inverse. On peut estimer leur capacité totale à 8 à 10 centimètres cubes et dire que théoriquement leur volume sera d'autant moindre que leur nombre sera plus grand. On remarque d'ordinaire que les plus grandes sont situées en arrière, les plus petites en avant. Elles ont une tendance générale à présenter une forme ovalaire, globuleuse ; mais tassées en quelque sorte les unes contre les autres, elles se déforment pour ainsi dire et quelques-unes poussent entre leurs voisines, pour y trouver place, des prolongements étroits. De plus, elles offrent assez fréquemment des cloisons incomplètes qui semblent les diviser imparfaitement.

Les parois intermédiaires aux cellules sont formées d'une mince lame de tissu compact qui ne présente jamais de déhiscence. Il en résulte que chacune est parfaitement close, isolée de sa voisine et s'ouvre par un orifice spécial. Ce point a été autrefois discuté, il est parfaitement acquis aujourd'hui que les cavités sont sans communication les unes avec les autres.

Orifices. — Un certain désaccord règne entre les auteurs au sujet de la situation des orifices qui font communiquer les cellules ethmoïdales avec les fosses nasales. Ces divergences paraissent tenir à l'extrême irrégularité des dispositions anatomiques et on doit en conclure simplement qu'ici les variations sont la règle.

Les orifices sont disposés sur la paroi externe des fosses nasales en groupes distincts dont chacun correspond à des cellules ayant dans l'ensemble une situation particulière, de sorte que l'étude des orifices comporte en même temps celle des cellules qui leur correspondent. Les cellules communiquent toutes avec les fosses nasales, mais il s'en faut qu'il y ait autant d'orifices que de cellules. C'est là un point sur lequel a particulièrement insisté Ranglaret. Il a constaté que souvent une cellule s'ouvre par un orifice spécial, mais que, fréquemment aussi, plusieurs s'ouvrent par un orifice commun. Voici, suivant cet auteur, la disposition qu'affectent toujours les cellules quand elles s'ouvrent dans un orifice commun. L'orifice se continue par un petit canal dans lequel on peut voir s'ouvrir 2, 3 et même 4 cellules. Quelquefois le petit canal est un peu dilaté en ampoule, mais cette dilatation n'est pas suffisante pour représenter une véritable cellule et on ne saurait en conclure que les cavités s'ouvrent les unes dans les autres; on doit simplement admettre que certaines cellules, surtout les petites situées en avant, s'ouvrent par un vestibule commun à plusieurs d'entre elles. Les cellules postérieures et celles qui ont un certain volume ont tendance, au contraire, à s'ouvrir isolément. Les dimensions de ces orifices sont assez variables, mais en général, sur le sujet revêtu de sa muqueuse, elles sont assez restreintes et ne se prêtent guère à un cathétérisme efficace. Un fin stylet seul peut s'y introduire et il serait impossible de songer à traiter les suppurations par la sonde évacuatrice. L'irrégularité de situation des trous ne permet pas d'ailleurs l'introduction de cet appareil.

Ces orifices sont groupés autour du cornet moyen des fosses nasales qui les divise en deux groupes : les uns, situés au-dessus de lui, dans le méat supérieur, par conséquent correspondant à des cellules situées en arrière et qui, de ce fait, sont dites *cellules ethmoïdales postérieures;* les autres sont situés au-dessous de ce cornet, dans le méat moyen, et les cellules qui s'ouvrent là s'appellent cellules *ethmoïdales antérieures.* Il est intéressant de remarquer que les pertuis sont d'autant plus haut sur la paroi nasale externe qu'ils conduisent à des cellules plus postérieures. Cette loi générale s'applique même au sinus sphénoïdal dont l'orifice est situé assez près du plafond des fosses nasales.

Cellules ethmoïdales postérieures. — Les cellules ethmoïdales postérieures sont caractérisées par deux points : 1° elles occupent la partie postérieure de l'os; 2° elles s'ouvrent au-dessus du cornet moyen. Leur nombre est en général faible, de trois à six. Leurs dimensions ont des tendances à être un peu grandes et c'est en général elles qui ont la capacité la plus considérable.

Quand on enlève, pour les voir, la paroi interne de l'orbite, on est frappé de suite par cette différence de capacité qu'elles ont avec les cellules antérieures. Quelques-unes d'entre elles sont creusées dans le seul ethmoïde et sont limitées en dehors par l'os planum; les autres ont leurs parois complétées par les os voisins; ces os leur donnent un volume variable suivant qu'ils leur offrent une surface plane ou un couvercle concave du côté de la cellule. Ce sont : 1° en arrière le corps du sphénoïde par la portion externe de sa face antérieure; 2° en haut le frontal par la partie de sa face inférieure qui s'étend entre la dépression orbitaire en dehors, l'échancrure ethmoïdale en dedans, le bord postérieur en arrière, la gouttière ethmoïdale antérieure en avant; 3° en bas par le maxillaire supérieur, partie supérieure de sa face externe et par l'apophyse orbitaire du palatin. Il résulte de cette disposition que les cellules se continuent en quelque sorte dans les os voisins; Mouret a constaté que ces cavités dédoublaient la plus grande partie de la voûte orbitaire, et Patel, outre cette même disposition, a vu l'apophyse clinoïde antérieure comme soufflée et le canal optique en entier sculpté dans les cellules. Dans un autre cas une cellule appartenant au groupe ethmoïdal s'insinuait en plein corps du sphénoïde, au-dessus du sinus de cet os, sans toutefois communiquer avec cette cavité. Les cellules ethmoïdales postérieures ont leur orifice nasal, dit-on, au-dessus du cornet moyen. Cela ne signifie pas qu'il soit dans le méat supérieur; si beaucoup d'entre eux sont dans cette cavité, il n'en est pas toujours ainsi. En effet, on sait qu'il existe assez fréquemment un quatrième cornet situé au-dessus du premier cornet classique. Quand existe cette saillie, sur la valeur morphologique de laquelle règne encore une certaine obscurité, on voit parfois que l'orifice des cellules les plus postérieures s'ouvre dans le petit méat que crée l'existence de ce petit cornet. Ce sont alors les cellules les plus voisines des sphénoïdes qui aboutissent en ce point, comme pour justifier la remarque énoncée ci-dessus que les orifices sont d'autant plus haut que les cellules correspondantes sont plus postérieures.

Cellules ethmoïdales antérieures. — Les cellules ethmoïdales antérieures s'ouvrent dans le méat moyen dont il est indispensable de rappeler rapidement la disposition anatomique. Cet espace offre sur sa face externe, dans sa partie moyenne constituée par l'ethmoïde, les orifices ethmoïdaux groupés dans une petite région où s'ouvre aussi le sinus maxillaire et qui offre deux saillies formant avec l'insertion du cornet moyen les berges de deux petites gouttières.

La première gouttière est située entre l'attache du cornet et une saillie de forme et de volume variables qui est la bulle ethmoïdale, c'est le sinus de la bulle (Zuckerckandl) ou sillon rétro-bullaire (Mouret).

La deuxième gouttière, plus profonde, est limitée en haut par la bulle, en bas par une saillie appelée agger nasi. Cette gouttière est dite gouttière de l'infundibulum. Elle forme avec la précédente une sorte de **V** (ou plutôt d'**Y**) ouvert en arrière, dans l'ouverture duquel se trouve la bulle et dont la branche infundibulaire se porte en haut et en avant pour aboutir à la cavité dite infundibulum. Les extrémités divergentes de l'**Y** se perdent sur la paroi du méat.

Cette gouttière de l'infundibulum mérite d'attirer l'attention car elle est le siège des orifices du sinus maxillaire, du sinus frontal, de plusieurs cellules ethmoïdales, et sa disposition soulève de nombreux problèmes.

L'orifice du sinus maxillaire est variable dans son siège comme dans ses

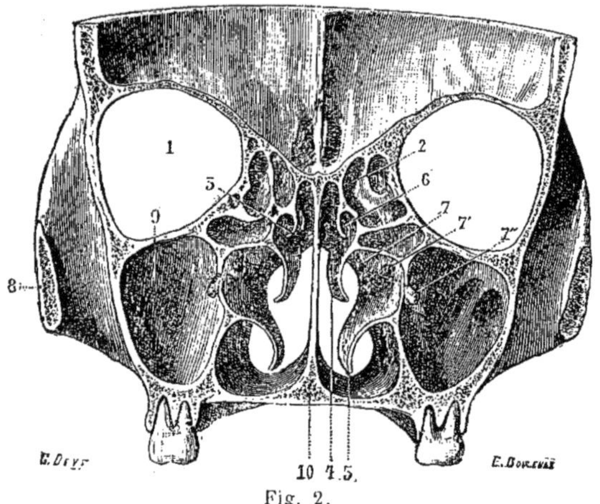

Fig. 2.

Coupe verticale et transversale des sinus (Testut).

1, orbite. — 2, cellules ethmoïdales. — 3, cornet supérieur. — 4, cornet moyen. — 5, cornet inférieur. — 6, méat supérieur. — 7, méat moyen, en communication avec l'infundibulum (7') et le sinus maxillaire (7''). — 9, sinus maxillaire.

dimensions. Souvent placé dans la portion moyenne de la gouttière, au-dessous de la bulle, il peut se trouver à la partie la plus postérieure de cette gouttière ou au contraire sembler absent et s'ouvrir, non dans la gouttière, mais dans le canal qui lui fait suite en haut et en avant.

Dans la gouttière de l'infundibulum, en haut et en avant, viennent déboucher les cellules ethmoïdales les plus antérieures. Cette gouttière se continue en haut par un canal osseux appelé classiquement infundibulum et qu'on a considéré comme une des cellules antérieures dans laquelle viendraient s'ouvrir d'autres cellules et le sinus frontal. Les variations très considérables suivant les cas ont fait admettre à ce sujet plusieurs opinions. Tantôt le canal, à peu près cylindrique, mène droit au sinus frontal, mais sa paroi est percée de plusieurs orifices qui conduisent dans de petites cellules situées très antérieurement. Tantôt ce canal évasé offre l'aspect classique de la cellule dite infundibulum des auteurs classiques.

Tantôt le canal osseux venant du sinus frontal s'ouvre très latéralement dans cette cellule. Tantôt enfin l'infundibulum est comme divisé par une cloison en deux canaux dont l'un mène au sinus frontal et dont l'autre se termine en cul-de-sac constituant ainsi une véritable cellule. Il est facile de voir combien cette variété de dispositions pourra faciliter ou gêner la manœuvre du cathétérisme du sinus frontal.

Les cellules qui débouchent par ces orifices correspondent à la partie la plus antérieure du massif ethmoïdal. Les unes sont creusées dans la face antérieure de l'ethmoïde et sont complétées par l'unguis et quelquefois par l'apophyse montante du maxillaire supérieur; elles s'ouvrent dans la partie la plus supérieure de la gouttière de l'infundibulum, elles sont en petit nombre, une, deux ou trois.

Les autres, situées un peu plus en arrière, sont creusées dans l'ethmoïde dans sa face supérieure et complétées par le frontal qui les met en rapport avec son sinus et le canal qui le rattache aux fosses nasales. Ces cellules sont au nombre de deux, trois ou quatre. Ce sont elles qui s'ouvrent avec le sinus frontal par l'infundibulum et ce sont leurs orifices variables qui ont donné lieu aux discussions rapportées plus haut à propos de l'infundibulum.

Telles sont les cavités qui ont leur ouverture dans la gouttière de l'infundibulum et dans l'infundibulum lui-même. Dans la deuxième gouttière, c'est-à-dire dans celle que limitent la bulle et l'insertion du cornet moyen, existent d'autres orifices. Ceux-ci correspondent à deux ordres de cellules : la bulle ethmoïdale et quelques cellules les plus postérieures des cellules antérieures. Ces dernières n'ont que peu d'intérêt anatomique, ce sont une ou deux cavités, de volume variable, dont les orifices siègent à la partie antérieure de la gouttière qui les reçoit. La bulle est plus intéressante. Elle offre, dans le méat moyen, la forme d'une saillie globuleuse, sphérique ou ovoïde, plus ou moins considérable, parfois à peine saillante, parfois énorme. Son grand axe est parallèle à l'insertion du cornet moyen.

Cette saillie est la paroi d'une cellule souvent insignifiante de volume, mais qui parfois au contraire prend aux dépens des cellules antérieures un volume considérable. Elle est entièrement ethmoïdale, limitée en dehors par l'os planum, et n'atteint ni le frontal en haut, ni le maxillaire en bas, restant toujours séparée de ces os par les cavités qui l'entourent. Elle offre souvent des cloisonnements incomplets. Son orifice s'ouvre à la partie moyenne de la gouttière qui sépare sa saillie nasale du cornet moyen, c'est-à-dire dans la gouttière rétro-bullaire de Mouret.

En résumé, les cellules ethmoïdales se divisent ainsi :

1° Cellules postérieures s'ouvrant au-dessus du cornet moyen dans le méat supérieur ou dans celui du cornet accessoire s'il existe. Elles sont au nombre de 3 à 6.

2° Cellules antérieures offrant 3 sous groupes :

a. Cellules les plus antérieures au nombre de 1, 2, 3, s'ouvrant dans la gouttière de l'infundibulum ;

b. Cellules du groupe de l'infundibulum au nombre de 2, 3, 4, s'ouvrant dans le canal de l'infundibulum ;

c. Groupe de la bulle s'ouvrant dans le sillon rétro-bulbaire, comprenant la bulle et 2 ou 3 cellules voisines des cellules postérieures.

Rapports. — Ainsi constituées dans leur ensemble les cellules ethmoïdales forment, comme les parties latérales de l'os dans lequel elles sont creusées, une masse polyédrique enchâssée dans le massif osseux de la face et contractant avec les cavités et les éléments osseux de cette dernière des rapports très importants. L'étude de ces rapports va montrer la place exacte qu'occupe cette masse, ses connexions et ses voies d'accès.

D'une façon générale, l'ensemble des cavités est situé entre la paroi interne de l'orbite qui est en dehors, la paroi externe des fosses nasales en dedans; l'os frontal et son sinus, la cavité cranienne, sont au-dessus, le sinus maxillaire au-dessous. La portion osseuse du nez les limite en avant, le corps du sphénoïde en arrière.

La face supérieure est en rapport très directement en avant avec le sinus frontal et son canal émissaire. Le sinus déborde en avant les cellules et il n'y a que sa partie postérieure qui soit en rapport avec une ou deux d'entre elles, situées sous l'unguis et séparées du sinus frontal par une lame osseuse tantôt très résistante (Ranglaret), tantôt très mince (Delon). La variabilité des dimensions de cette paroi commune empêche de considérer l'ouverture des cellules ethmoïdales antérieures par le sinus frontal, après trépanation de celui-ci, comme le procédé de choix quand les cavités sont simultanément atteintes de suppuration.

Plus en arrière, la face supérieure du massif ethmoïdal est en rapport, par l'intermédiaire du frontal, qui contribue, comme on l'a vu, à la constitution des cellules, avec la cavité cranienne et la face supérieure des hémisphères. On doit signaler la présence en ce lieu des deux conduits ethmoïdaux antérieur et postérieur, des artères, veines et nerfs qui suivent leur trajet.

En bas, les cellules s'appuient sur la paroi supérieure ou orbitaire du sinus maxillaire. Cette lame osseuse appartenant au maxillaire supérieur est en général assez résistante. Son épaisseur est du reste variable suivant le développement qu'a pris le sinus.

En arrière, les cellules confinent à la partie externe de la face antérieure du sinus sphénoïdal. Ce rapport est important car il permet l'ouverture de la cavité sphénoïdale quand on a pénétré dans les cellules ethmoïdales postérieures. L'épaisseur de la cloison qui les sépare est variable, mais la disposition est très constante. L'instrument porté contre la paroi postérieure des cellules, à la partie moyenne de cette face, peut être poussé en toute sécurité, il pénétrera sûrement dans le sinus sphénoïdal.

La paroi externe du massif ethmoïdal est constituée par la face interne de l'orbite. Les cellules sont là recouvertes par l'os planum et l'unguis. Elles s'étendent en dedans et en arrière de la gouttière nasale jusqu'en arrière du corps du sphénoïde. Elles touchent aux angles internes supérieur et inférieur de l'orbite, de sorte qu'elles ont des rapports orbitaires considérables et très importants. La lame osseuse qui les recouvre là est mince et fragile; un très faible instrument suffit à la pénétrer. C'est en abordant les cellules par cette voie que l'anatomiste les étudie avec le plus de fruit et que l'opérateur les ouvre avec le plus de facilité et de sécurité. De ce rapport résultent encore de fréquentes complications orbitaires au cours des ethmoïdites. On peut et on doit se demander s'il n'y a pas sur cette paroi, la paroi vraiment chirurgicale de l'ethmoïde, une limite visible entre les cellules antérieures et les postérieures. On admet que cette frontière est marquée par le trou ethmoïdal antérieur.

En dedans, le massif ethmoïdal répond à toute la portion de la paroi interne des fosses nasales qui constitue l'ethmoïde, c'est-à-dire à la région qui s'étend entre la lame criblée en haut et à peu près l'insertion du cornet inférieur en bas. Il peut donc être atteint par cette voie.

En avant, la face antérieure de l'ethmoïde regarde assez fortement en dehors, elle est en rapport avec l'unguis et l'apophyse montante du maxillaire supérieur. Cette paroi n'a que peu d'intérêt.

Muqueuse de revêtement. — Au point de vue de la structure, les cellules ethmoïdales comprennent une partie osseuse formée de tissu compact et une muqueuse. Cette dernière est constituée par la membrane pituitaire amincie et modifiée. Son stroma adhère à l'os sous-jacent et son épithélium est à cellules à cils vibratiles, entremêlées de cellules caliciformes.

Les artères de la muqueuse viennent de sources diverses. On voit des rameaux émanés de la sphéno-palatine qui pénètrent par les orifices méatiques; d'autres artérioles viennent des ethmoïdales ou du réseau du sac lacrymal formé par l'angulaire et la palpébrale inférieure.

Les veines se rendent dans les ophtalmiques. Les lymphatiques n'ont pas été décrits, sans doute ils doivent communiquer avec ceux de la pituitaire.

Les nerfs proviennent des nerfs ethmoïdaux et du nerf sphéno-palatin.

Développement. — Les cellules ethmoïdales existent chez le nouveau-né sous la forme de petits culs-de-sac peu profonds, annexés aux fosses nasales. C'est progressivement qu'elles vont pousser des prolongements pour constituer ce massif si curieux au point de vue anatomique et si important en pathologie.

CHAPITRE IV

SINUS SPHÉNOÏDAUX

Caractères généraux. — Les sinus sphénoïdaux sont creusés dans le corps du sphénoïde, de chaque côté d'une cloison sagittale, verticale, qui les sépare. Ils présentent, comme les autres annexes pneumatiques, des variations de volume considérables. Bien que leur forme soit assez irrégulière on peut leur considérer, pour la commodité de la description, quatre parois qui correspondent aux faces classiques du corps sphénoïdal, sauf pour la paroi interne constituée par la cloison qui sépare les deux cavités homologues.

Le sinus peut n'exister que sous forme d'un petit cul-de-sac, s'enfonçant à peine dans l'os, au point où se trouve d'habitude l'orifice émissaire ; il peut au contraire devenir énorme, se prolonger dans l'apophyse basilaire, dans les grandes et petites ailes du sphénoïde, dans les apophyses ptérygoïdes. Dès qu'il acquiert un certain volume, il suit exactement les contours extérieurs de l'os et n'a plus que des parois minces et fragiles. La paroi supérieure, d'abord plane, commence vers la dépression destinée au chiasma, elle est ensuite rendue convexe par la saillie que produit la fosse pituitaire. Un petit prolongement s'enfonce dans la base de la selle turcique ; alors commence d'ordinaire la paroi postérieure légèrement concave. La paroi inférieure, un peu plus large que la supérieure, se continue insensiblement avec la postérieure et se relève doucement en avant pour se continuer, sans ligne de démarcation, avec la paroi antérieure. Celle-ci regarde un peu en bas, est à peu près plane et présente vers sa partie moyenne l'orifice qui s'ouvre dans les fosses nasales. La paroi externe, plane ou rendue convexe par la saillie du sinus caverneux, est un peu oblique en bas et en dehors. La paroi interne, c'est-à-dire la cloison, est rarement médiane. Elle est mince et assez fragile. Toutes ces parois, sauf la postérieure, sont constituées par une lame osseuse compacte qui n'offre que peu de résistance. L'inférieure est d'ordinaire la plus épaisse.

La cavité est très souvent divisée en logettes par des cloisons secondaires (Durand).

L'orifice est situé un peu au-dessus et en dedans du centre de la paroi antérieure. Il est arrondi, mais peut offrir la forme d'un croissant. Ses dimensions sont très irrégulières; capable d'admettre sur certains sujets une plume de corbeau ou même une petite plume d'oie, il est parfois trop étroit pour admettre un petit stylet. C'est un orifice et non un canal, vu la faible épaisseur de la paroi osseuse.

Du côté des fosses nasales, il offre une disposition qu'a bien décrite ZUCKERKANDL ; là où la paroi antérieure du sphénoïde se joint à l'extrémité postéro-latérale de l'ethmoïde se forme une rainure verticale, rainure sphéno-ethmoïdale, limitée en haut par le toit des fosses nasales et s'étendant en bas vers les choanes, ou, lorsque l'insertion du cornet ethmoïdal inférieur (cornet moyen classique) est reportée très en arrière, venant se terminer au niveau de celui-ci. Dans cette rainure se trouve l'orifice du sinus dont les sécrétions s'écoulent le long de sa paroi postérieure. Quand le cornet ethmoïdal supérieur est divisé en deux et qu'il existe un quatrième cornet, cela ne change en rien la disposition de la rainure et ses rapports avec l'orifice sphénoïdal. Mais si la masse latérale de l'ethmoïde s'étend très en arrière et en dehors et si l'orifice sphénoïdal est très grand et voisin de la ligne médiane, ses rapports peuvent être assez modifiés pour que la sérosité s'écoulant du sinus soit obligée de suivre la cloison ethmoïdale. L'orifice siège d'ordinaire immédiatement au-dessous du toit nasal ou quelques millimètres plus bas, très rarement au centre de la portion de la paroi antérieure du sphénoïde qui apparaît dans les fosses nasales. Il faut du reste savoir que même lorsqu'il est situé au niveau du toit des fosses nasales, il ne correspond pas à la partie la plus élevée du sinus, qui déborde notablement en haut de ce toit.

RAPPORTS. — Les rapports du sinus sont très variables suivant les faces que l'on considère, car situé au centre de la base du crâne, il confine à des cavités et à des organes multiples.

Les rapports les plus simples sont ceux de sa face postérieure, qui est confondue avec l'apophyse basilaire; ils n'ont aucun intérêt. La face supérieure prend contact avec le corps pituitaire et les sinus veineux qui occupent avec lui la selle turcique; plus en avant, il est en rapport avec le chiasma des nerfs optiques et un peu avec l'origine de ces nerfs qui viennent bientôt suivre la face latérale du sinus. Ces rapports, bien exposés par BERGER, expliquent la possiblité des compressions ou des inflammations de ces différents organes dans les lésions du sinus. On a noté de la névrite optique, des thromboses du sinus circulaire, etc... La proximité des méninges a pu même être une cause de méningites mortelles.

Sur les parois latérales se trouvent, en arrière, le sinus caverneux et les organes qui sont en rapport intime avec lui : carotide interne et nerfs de l'orbite. Plus en avant, on voit le canal optique et plus bas la fente sphénoïdale avec leur contenu vasculaire et nerveux. La partie la plus antérieure de cette paroi latérale est constituée par la portion du corps sphénoïdal entrant dans la constitution de la paroi orbitaire interne, en arrière de la suture ethmoïdo-sphénoïdale. Ce rapport aurait un grand intérêt opératoire si cette portion osseuse était plus étendue; mais, son siège reculé, le voisinage des organes importants qui lui sont accolés ne permet pas de l'utiliser chirurgicalement. On ne peut pénétrer dans le sinus sphénoïdal directement par l'orbite comme on le fait pour les cellules ethmoïdales. La face antérieure peut être dénommée paroi chirurgicale. Comme on l'a vu à propos de l'orifice du sinus, la partie interne de cette face fait partie des fosses nasales, dans leur partie postéro-supérieure. Le bord postérieur de la lame perpendiculaire de l'ethmoïde soudée sur la ligne médiane à la face antérieure du sphénoïde, sépare les deux fosses nasales. Celles-ci, à ce niveau, sont très étroites, et c'est dans le fond de cette sorte de fente que se glisse le cathéter pour pénétrer dans le sinus par l'orifice normal. On a aussi profité de cette voie pour aborder le sinus en perforant sa paroi antérieure.

En dehors de cette surface nasale, l'ethmoïde vient appliquer sur la paroi antérieure du sinus, la face postérieure de sa masse latérale, et trouve là une paroi postérieure à ses cellules les plus postérieures, qui parfois, comme on l'a vu, se poursuivent dans le corps du sphénoïde. Ce rapport permet encore de pénétrer dans le sinus, et c'est même là le meilleur moyen de le débarrasser par la curette des productions pathologiques. En effet, quand on a pénétré par la voie orbitaire, en effondrant l'os planum dans les cellules ethmoïdales postérieures, il est assez facile de fracturer la paroi postérieure de ces cellules et par conséquent de pénétrer dans la cavité sphénoïdale. Sans doute l'acte opératoire se passe loin des bords de l'orbite, mais c'est encore là peut-être la voie d'intervention la plus sûre.

La face inférieure répond à la partie la plus reculée des fosses nasales et, quand la cavité est un peu grande, à l'arrière-cavité, au cavum nasal.

D'ordinaire, cependant, le sinus ne paraît pas dépasser en arrière le bord postérieur de l'insertion du vomer : c'est ainsi que cette face répond à la gouttière étroite que limitent en dedans le vomer et en dehors l'apophyse ptérygoïde, face interne, doublée de l'apophyse vaginale du palatin. Cette paroi n'a du reste guère d'intérêt.

Muqueuse de revêtement. — La muqueuse du sinus est constituée par un prolongement modifié de la muqueuse des fosses nasales ; elle est plus pâle, plus lisse, plus mince que cette dernière. Moins vasculaire également, elle ne renferme pas de tissu caverneux. La couche profonde de son derme sert de périoste aux parois, la sous-muqueuse renferme des glandes mucipares, l'épithélium est à cils vibratiles.

La muqueuse du sinus est irriguée par des artères provenant de deux sources, les unes viennent des fosses nasales à travers l'orifice sinusien (rameaux de la sphéno-palatine), les autres lui arrivent par des canaux perforants de l'os (rameaux de la pharyngo-palatine et de la vidienne).

Les veines s'échappent par l'orifice du sinus ou perforent les parois osseuses ; elles vont se jeter dans les veines ophtalmiques, dans les sinus coronaire et caverneux.

Les lymphatiques se rendent aux ganglions juxta-pharyngiens.

Les nerfs viennent des plexus de la muqueuse nasale et du ganglion sphéno-palatin.

Développement. — Le sinus sphénoïdal commence à se développer à la naissance pour acquérir ses dimensions normales vers l'âge de vingt-cinq ans. Il apparaît à l'extrémité postérieure du labyrinthe cartilagineux ethmoïdal sous la forme d'une petite dépression de la muqueuse nasale environnée d'une coque cartilagineuse (Dursy).

BIBLIOGRAPHIE DE L'ANATOMIE DES SINUS DE LA FACE

Benjamin Anger. Éléments d'Anatomie chirurgicale. *Paris*, 1869.
Berger. *Thèse de Paris*, 1890.
Delon. *Thèse de Lyon*, juillet 1898.
De Lapersonne. *Soc. franç. d'Opht.* Paris, 1902.
Durand. *Province médicale*, août 1899.
Festal. *Thèse de Paris*, 1887.
Gaillard. *Thèse de Paris*, 1887.
Giraldès. *Mémoires de la Société de Chirur.*, vol. III, Paris.
Guillemain. *Archives d'Ophtalm.*, 1891.
Gurwitsch. *Arch. für Ophtal.*, 1883.
Hajek. Erkrankungen der Nebenhöhlen der Nase. *Leipzig*, 1899.
Hartmann. Anatomische Tafeln.
Inzani. *Lyon médical*, 1872.
Killian. *Archiv für Laryngologie*, vol. I et III.
Mouret. *Nouveau Montpellier médical*, 1898.
Panas. *Thèse de Paris*, 1860, et *Tr. des maladies des yeux*. Paris, 1894.
Parinaud. *Arch. génér. de méd.*, 1880.
Patel. *Lyon médical*, mars 1902.
Poirier. *Traité d'Anatomie humaine. Paris*, 1893.
Ranglaret. *Thèse de Paris*, 1896.
Rochet. In Vandenbossche. *Thèse de Lyon*, 1896.
Sappey. *Traité d'Anatomie descriptive.* 3e édition, 1876.
Sieur et Jacob. Les fosses nasales et leurs sinus. *Paris*, 1901.
Stanculeanu. *Thèse de Paris*, 1902.
Steiner. *Arch. für klin. Chirurgie*, XIII.
Suarez de Mendoza. *Arch. internat. de laryng. et d'otol.*, 1900, p. 483.
Testut. *Traité d'Anatomie humaine*, 4e édition. *Paris*, 1899.
Tillaux. *Thèse de Paris*, février 1862, et *Traité d'anatomie topogr.* Paris, 1882.
Tilley. *The Lancet*, sept. 1896.
Tissier. *Annales des malad. de l'oreille*, février 1899.
Zuckerkandl. Normale und Path. Anat. der Nasenhöhle. *Wien*, 1882.

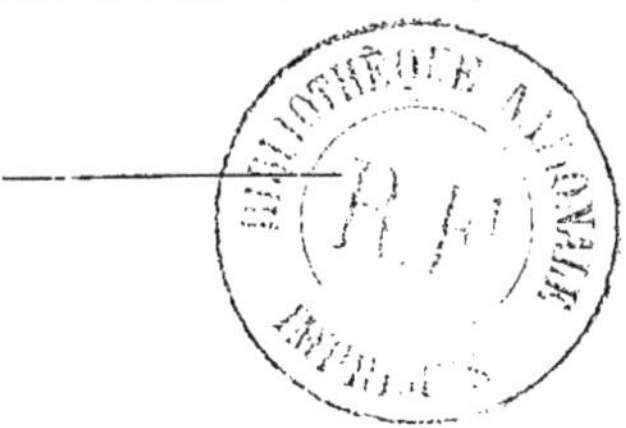

ÉVREUX, IMPRIMERIE DE CHARLES HÉRISSEY

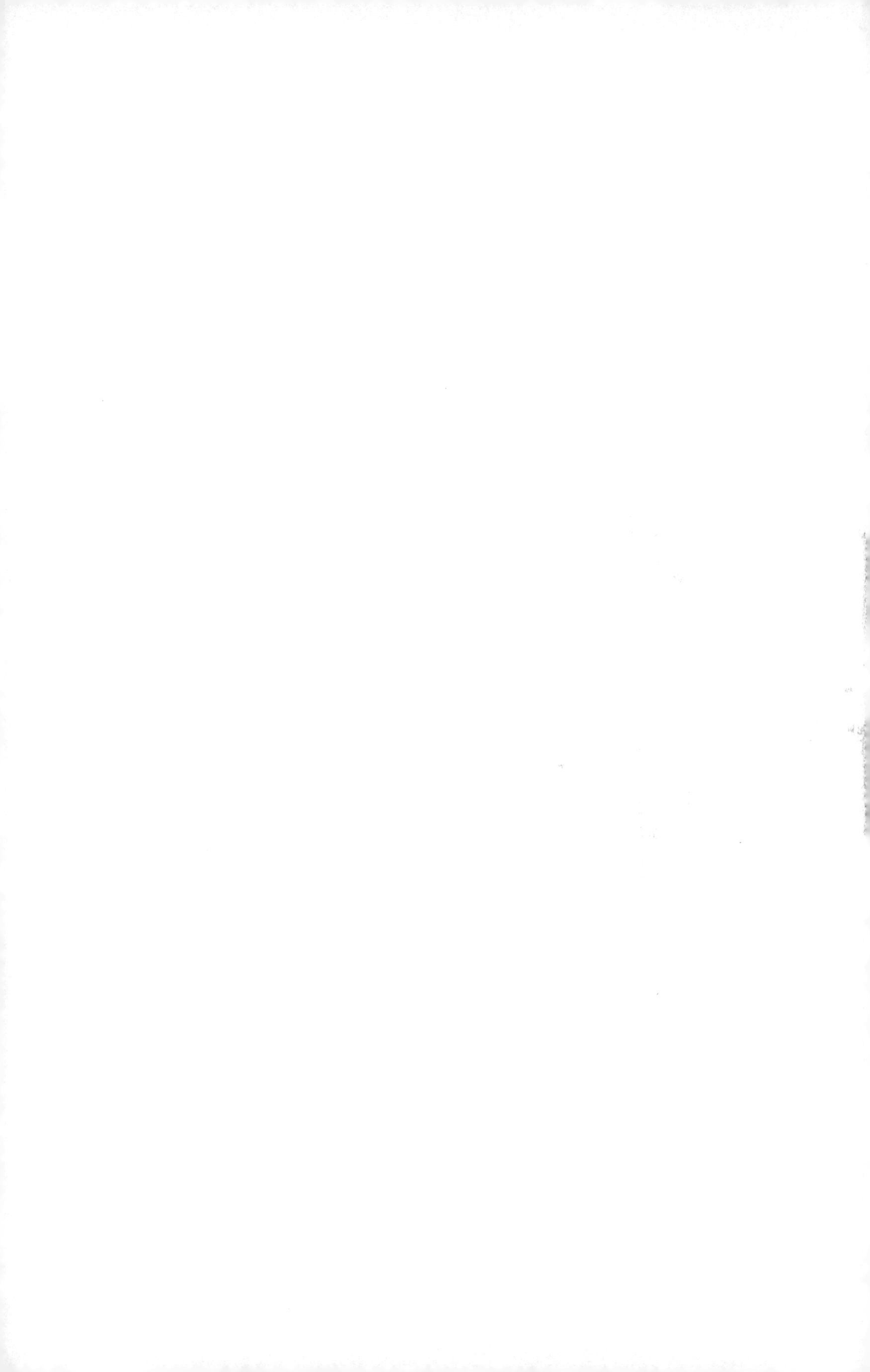

www.ingramcontent.com/pod-product-compliance
Ingram Content Group UK Ltd.
Pitfield, Milton Keynes, MK11 3LW, UK
UKHW021025200726
13857UKWH00004B/1593

9 782012 934429